Dr James GOUDAREAU

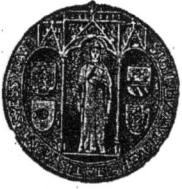

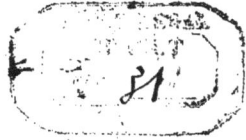

Contribution à l'Etude des Rapports

entre

L'Adénoïdite

et

l'Entéro-Colite Muco-Membraneuse

Chez le Nourrisson

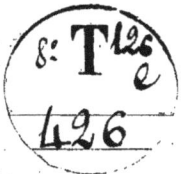

MONTPELLIER

G. Firmin, Montane et Sicardi

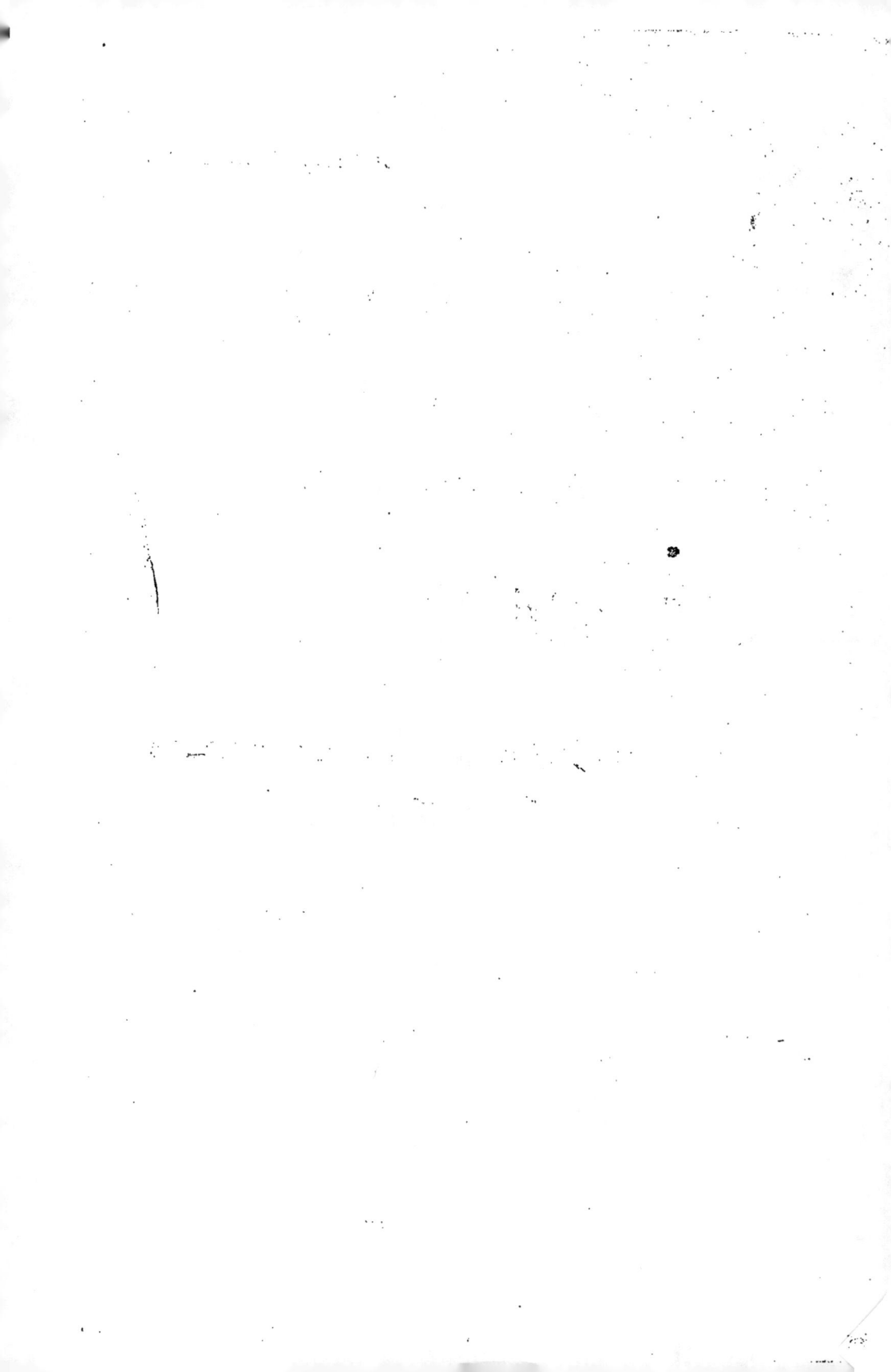

PERSONNEL DE LA FACULTÉ

MM. MAIRET (✱) . . . . Doyen
SARDA . . . . Assesseur

Professeurs

Clinique médicale . . . . MM.	GRASSET (✱).
Clinique chirurgicale	TEDENAT (✱).
Thérapeutique et matière médicale. . . .	HAMELIN (✱)
Clinique médicale	CARRIEU.
Clinique des maladies mentales et nerv.	MAIRET (✱).
Physique médicale.	IMBERT.
Botanique et hist. nat. méd.	GRANEL.
Clinique chirurgicale.	FORGUE (✱).
Clinique ophtalmologique.	TRUC (✱).
Chimie médicale.	VILLE.
Physiologie.	HEDON.
Histologie	VIALLETON.
Pathologie interne.	DUCAMP.
Anatomie.	GILIS.
Clinique chirurgicale infantile et orthop.	ESTOR.
Microbiologie	RODET.
Médecine légale et toxicologie	SARDA.
Clinique des maladies des enfants	BAUMEL.
Anatomie pathologique.	BOSC.
Hygiène.	BERTIN-SANS (H.)
Pathologie et thérapeutique générales . .	RAUZIER.
Clinique obstétricale.	VALLOIS.

Professeurs adjoints : MM. DE ROUVILLE, PUECH
Doyen honoraire : M. VIALLETON
Professeurs honoraires : MM. E. BERTIN-SANS (✱), GRYNFELTT
M. H. GOT, *Secrétaire honoraire*

Chargés de Cours complémentaires

Clinique ann. des mal. syphil. et cutanées MM.	VEDEL, agrégé.
Clinique annexe des mal. des vieillards. .	VIRES, agrégé.
Pathologie externe	LAPEYRE, agr. lib.
Clinique gynécologique.	DE ROUVILLE, prof. adj.
Accouchements.	PUECH, Prof. adj.
Clinique des maladies des voies urinaires	JEANBRAU, agr.
Clinique d'oto-rhino-laryngologie	MOURET, agr. libre.
Médecine opératoire.	SOUBEIRAN, agrégé

Agrégés en exercice

MM. GALAVIELLE	MM. SOUBEIRAN	MM. LEENHARDT
VIRES	GUERIN	GAUSSEL
VEDEL	GAGNIERE	RICHE
JEANBRAU	GRYNFELTT Ed.	CABANNES
POUJOL	LAGRIFFOUL.	DERRIEN

M. IZARD, *secrétaire.*

Examinateurs de la Thèse

MM. BAUMEL, *président.*	MM. LAGRIFFOUL, *agrégé.*
VALLOIS, *professeur.*	LEENHARDT, *agrégé.*

CONTRIBUTION A L'ÉTUDE

DES RAPPORTS ENTRE

L'ADÉNOÏDITE

ET

L'ENTÉRO-COLITE MUCO-MEMBRANEUSE

CHEZ LE NOURRISSON

PAR

Le Docteur James GOUDAREAU

ANCIEN INTERNE DE L'HÔPITAL CIVIL DE CANNES

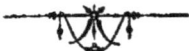

MONTPELLIER

IMPRIMERIE G. FIRMIN, MONTANE ET SICARDI

Rue Ferdinand-Fabre et Quai du Verdanson

1908

A LA MÉMOIRE

DE MON GRAND-PÈRE ET DE MA GRAND'MÈRE

A MA MÈRE

*Faible témoignage de profonde reconnaissance
et de sincère affection.*

A MON PÈRE

J. GOUDAREAU.

A TOUS CEUX QUI FURENT BONS POUR MOI

A MA MARRAINE

A MES PARENTS ET A MES AMIS

J. GOUDAREAU.

A MONSIEUR LE DOCTEUR VALLOIS

PROFESSEUR DE CLINIQUE OBSTÉTRICALE

J. GOUDAREAU

A MES MAITRES DANS LES HOPITAUX

J. GOUDAREAU.

INTRODUCTION

La consultation de la « Goutte de Lait », instaurée par le regretté professeur P. Budin, et à laquelle nous avons eu l'honneur d'être admis pendant notre passage comme interne à l'hôpital civil de Cannes, nous a permis de constater fréquemment, chez le nourrisson, la présence de végétations adénoïdes coïncidant avec de l'entéro-colite.

Depuis longtemps on avait suffisamment dissocié au point de vue clinique les diverses maladies du tube digestif proprement dit de l'enfant. Mais, tandis que jusqu'à ces dernières années on avait confondu sous le terme vague d'entérites les diverses localisations morbides sur le tube digestif du nourrisson, il semble que dès aujourd'hui on commence à bien dissocier chez le nourrisson lui-même ce qui est l'*entérite* de ce qui ressort de la *colite pure*.

Mais une forme clinique bien nette est restée inattaquée par cette dissociation, c'est l'affection morbide, si magistralement décrite par Bouchut, et qui a nom : l'*entéro-colite*.

La pathogénie de cette entéro-colite est pour l'instant encore mal précisée. Mais de l'ensemble des faits commencent à se dégager des notions très certaines.

Nous n'avons certes pas l'intention de nier des rapports pathologiques déjà établis, tels que : rapports entre l'entéro-colite muco-membraneuse et l'appendicite, entre

l'entéro-colite et le gros ventre (ventre de batracien) par
nutrition défectueuse ; enfin les faits dégagés par notre
maître, M. le professeur Baumel, et qui se rattachent aux
rapports entre l'entéro-colite et l'évolution dentaire.

Mais, à la suite de certains auteurs et confirmant leurs
recherches, nous avons cru pouvoir établir un rapprochement nouveau.

Cette entéro-colite nous a paru, en effet, avoir, dans
certains cas, des relations très étroites avec l'existence de
végétations adénoïdes. Ce sont ces rapports que nous
avons cru pouvoir étudier dans notre thèse inaugurale.
Et pour ce faire, nous nous sommes proposé le plan suivant :

Dans notre premier chapitre, nous résumons rapidement tout ce qui a trait à l'historique de la question.

Nous étudions dans notre second chapitre dans une
vue d'ensemble quels sont les caractères de l'entéro-colite
muco-membraneuse chez le nourrisson. Nous nous demandons s'il y a des rapports à établir entre elle et l'entéro-
colite de l'adulte, de la femme surtout ; quelles sont les
formes d'entéro-colite que nous avons rencontrées.

Notre chapitre III résume les caractères et les variétés
cliniques de l'adénoïdite ; quelle en est l'évolution ; quelles
en sont les complications.

Avant d'aborder l'étude même des rapports possibles
entre l'adénoïdite et l'entéro-colite chez le nourrisson, nous
tenons à présenter nos observations.

De ces faits nous essayons de dégager quelques conclusions : elles nous paraissent être d'abord théoriques.

Mais avant de les présenter, nous nous demandons :

a) Y a-t-il un rapport à établir entre les deux faits cliniques marquants : adénoïdite d'une part, entéro-colite de
l'autre?

sée par de la rhino-pharyngite chronique. L'entéro-colite guérit par le seul traitement rhino-pharyngé.

Breton, en 1900, a publié une observation de coexistence des végétations avec des vomissements et de l'entéro-colite (*Revue mensuelle des Maladies de l'Enfance.*)

Delacour, en 1904, a publié un travail dont voici les conclusions : végétations adénoïdes, appendicite chronique, ozène, hypertrophie chronique des 3 amygdales, entéro-colite muco-membraneuse sont des stigmates d'une nutrition intra-utérine défectueuse, des marques d'une dépuration urinaire insuffisante, d'une auto-intoxication continue.

Ces stigmates sont liés à une insuffisance relative de la glande thyroïde.

Comme on le voit, ceci est une théorie spéciale, complètement différente de la question des rapports de causalité entre l'adénoïdite et l'entéro-colite.

En 1906 (*Revue mensuelle des Maladies de l'Enfance*), Roux et Josserand établissent par de nombreuses observations que l'entéro-colite, chez l'enfant, est toujours produite par de l'adénoïdite.

Un travail de Guinon confirme leur résultat et montre aussi que l'étiologie de l'appendicite est intimement liée à ces deux phénomènes : entéro-colite et adénoïdite.

Il établit donc un rapprochement entre deux facteurs étiologiques d'entéro-colite qui se donneraient la main pour la produire.

CONTRIBUTION A L'ÉTUDE

DES RAPPORTS ENTRE

L'ADÉNOÏDITE

ET

L'ENTÉRO-COLITE MUCO-MEMBRANEUSE

CHEZ LE NOURRISSON

CHAPITRE PREMIER

HISTORIQUE

C'est Triboulet qui, le premier, en 1898, dans les Archives de Médecine des Enfants, rapporta 3 observations d'entéro-colite muco-membraneuse où il incriminait des poussées d'adénoïdite contemporaine.

En 1899, Aviraguet (*Presse Médicale,* 1899), attire l'attention sur certains troubles digestifs liés à la rhino-pharyngite et à l'amygdalite chronique.

En 1900, il publie une observation (Archives de Médecine des Enfants, 1900) d'entérite glaireuse nettement liée à une rhinite purulente aiguë.

Dans la thèse d'Attias (Paris 1901), Aviraguet donne une observation d'entéro-colite muco-membraneuse cau-

b) Ce rapport quel est-il?

c) Comment se fait-il que ce rapport existe ?

d) Comment se fait-il qu'avec le grand nombre d'adénoïdiens il y ait si peu d'entéro-colites muco-membraneuses dans lesquelles on ait souligné leur relation pathogénique.

A la suite des conclusions théoriques que nous suggèrent nos observations, il nous paraît qu'on peut légitimement admettre quelques conclusions pratiques.

Notre dernier chapitre constitue le résumé de notre thèse et présente nos conclusions générales.

L'idée première de ce travail nous a été suggérée par M. le docteur S. Roux, de Cannes. Tous nos remerciements lui sont acquis, ainsi que pour les nombreuses observations qu'il a bien voulu nous fournir.

M. le docteur Gaujoux, chef de clinique à la Faculté, fut pour nous plein de bienveillance.

Qu'il nous permette de le remercier pour les précieux conseils qu'il ne nous a jamais ménagés, soit au cours de nos recherches bibliographiques, soit pendant la rédaction de ce travail.

Avant d'aborder l'étude de notre sujet, nous tenons à exprimer notre reconnaissance à notre maître, M. le professeur Baumel, pour l'honneur qu'il nous fait en voulant bien accepter la présidence de notre thèse.

M. le professeur Vallois nous a donné des marques si réelles de sympathie que nous sommes heureux de lui en adresser publiquement tous nos remerciements.

Enfin à MM. les professeurs agrégés Lagriffoul et Leenhardt, nos juges de thèse, nous tenons à dire combien il nous est agréable d'être critiqué par eux.

CHAPITRE II

Depuis que Bouchut a décrit chez le nourrisson cette forme spéciale d'inflammation intestinale caractérisée essentiellement par l'expulsion de membranes et de mucus, on a peu ajouté à la description clinique de l'entéro-colite. On a pourtant précisé certains points laissés trop dans l'ombre par ce savant pédiâtre.

Etudiant les formes graves d'entéro-colite, notre Maître, M. le professeur Baumel, insiste sur le fait que ce qui caractérise la dysenterie ou entéro-colite, ce sont les coliques, les envies fréquentes d'aller à la selle. Ces envies sont de véritables épreintes douloureuses, qui restent, parfois, non satisfaites. A peine le malade a-t-il quitté la garde-robe qu'il éprouve le besoin d'y revenir, sans que ce besoin soit en aucune façon calmé (ténesme) par les évacuations diverses qui ont lieu.

L'évolution de ces formes graves serait, d'après notre Maître, la suivante : aussitôt qu'on a pu faire supporter au malade un peu de liquide tiède et que sous cette influence la sudation et l'urination ont pu s'établir, éliminant l'une et l'autre bien des principes nocifs, normaux ou anormaux, la fièvre commence à diminuer, insensiblement d'abord, puis progressivement, enfin elle disparaît. Les épreintes deviennent de moins en moins fréquentes et

douloureuses ; elles finissent même par cesser complètement. Les matières évacuées sont moins mucoso-sangui-
nolentes et deviennent de plus en plus normales, liquides
d'abord, solides ensuite.

On a eu raison de le dire : la dysenterie est une vérita-
ble constipation. Quelques jours suffisent, d'ordinaire,
pour produire le changement que nous venons de signaler. La guérison est la règle générale. Exceptionnelle-
ment on voit le sphacèle survenir et des matières gangré-
neuses être contenues dans le fécès.

Tout rentre dans l'ordre habituellement, aussitôt que
les vomissements diminuent ou se suppriment et qu'un
peu de liquide est supporté.

Mais nous n'insistons pas sur cette forme que nous
n'avons pas rencontrée dans nos recherches.

Telle qu'elle est ainsi décrite, l'entéro-colite de l'enfant
et plus spécialement du nourrisson, affecte-t-elle des
rapports avec l'entéro-colite décrite chez l'adulte et si fréquente en particulier chez la femme ?

La réponse à une telle question est difficile, au moins
d'une façon absolue. Il nous paraît pourtant utile et intéressant de signaler qu'au point de vue clinique l'entéro-
colite de Bouchut est plus souvent glaireuse que membraneuse et qu'en tous cas les membranes, fragments
de la muqueuse desquamée, se trouvent rarement par
larges surfaces entourant, engainant, si l'on peut ainsi
dire, les fécès expulsés.

Mais cette petite distinction clinique n'est qu'arbitraire
quand on songe à la différence de calibre de l'intestin du
nourrisson et de celui de l'adulte.

Quoi qu'il en soit, il est important de remarquer que
l'aspect clinique est sensiblement le même. Chez l'un
comme chez l'autre, on doit distinguer des formes à cons-

tipation, des formes à diarrhée et des formes à alternatives de constipation et de diarrhée.

Au point de vue anatomique, les lésions sont les mê-
mes, l'aspect des membranes est analogue, sinon identique ; les glaires sont toujours constituées par du mucus
intestinal, quelquefois strié de sang.

Voici les lésions que signale Bouchut :

Gros intestin. — Chez les enfants dont j'ai recueilli l'his-
toire, complétée d'ailleurs par l'inspection cadavérique,
j'ai pu constater l'altération constante du gros intestin,
étendue de l'une à l'autre de ses extrémités. Cette altération est, dans le plus grand nombre de cas, bornée à
la muqueuse, ailleurs étendue au tissu cellulaire sous-
muqueux et, sur un petit nombre de malades, à toutes les
tuniques du gros intestin.

Cet organe est ordinairement contracté, rétréci par
suite du spasme de la tunique musculaire. La muqueuse
forme dans son intérieur un grand nombre de plis, dont
le sommet, constamment irrité par le passage des matières excrémentielles présente souvent des traces d'inflammation. Cette membrane offre une couleur qui varie du
rose pâle à un incarnat fort éclatant. La coloration est
due à la présence d'un réseau capillaire fort riche qui
affecte deux dispositions très remarquables. Dans un
cas, il couvre toute la surface de la muqueuse ; les ra-
meaux, entrecroisés à l'infini, tous interrompus çà et là
par de petits corps blanchâtres, saillants, déprimés au
centre, qui forment des taches plus ou moins apparentes
suivant les sujets. Ce sont les cryptes muqueux de l'intestin hypertrophiés. dont l'intérieur est rempli par une
petite quantité de mucus grisâtre que la pression fait
sortir. Dans l'autre cas, la rougeur existe au sommet des

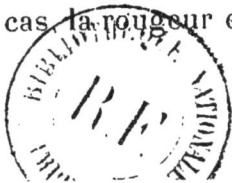

plis dont j'ai parlé. Elle se présente sous la forme de linéaments rouges irrégulièrement disposés, comme les plis, dans le sens de la longueur du côlon ou plus obliquement de manière à se couper et à former des losanges et des parallélogrammes inégaux. En ces endroits, l'érosion ne tarde pas à se faire, le tissu disparaît et l'ulcération s'établit, également bizarre dans sa forme, sinueuse comme les plis qu'elle surmonte.

Ces ulcérations sont ordinairement fort étroites, peu profondes, faciles à méconnaître. Leurs bords sont un peu rouges, nullement tuméfiés et le fond conserve son harmonie de couleur avec la coloration voisine.

Il faut alors examiner de fort près, à contre-jour, pour s'assurer de leur existence.

D'autres ulcérations existent dans les intervalles des plis de la muqueuse. Celles-ci sont de même difficiles à apercevoir et contrastent avec les surfaces environnantes par leur bord légèrement enflammé. Elles sont fort petites, très superficielles, à peu près circulaires. Elles sont placées au niveau des cryptes mucipares et semblent formées à leurs dépens. Si la maladie date d'une époque éloignée, un grand nombre d'entre elles a déjà eu le temps de se cicatriser et l'on aperçoit seulement une petite dépression à la surface de la muqueuse, sans qu'aucun changement de couleur ait persisté. L'épaississement de la muqueuse est fort difficile à constater s'il n'est considérable. Chez les enfants qui succombent rapidement, sans avoir perdu beaucoup de leur embonpoint, la muqueuse conserve une notable épaisseur. Elle est, au contraire, fort amincie et paraît ne plus exister chez ceux qui, étant tombés dans le marasme, meurent lentement et réduits à un état de maigreur déplorable.

Néanmoins, et par exception, il est des sujets chez

lesquels cette membranne est évidemment tuméfiée ; la densité de la muqueuse est rapidement modifiée dans l'entéro-colite. Quelquefois elle résiste aux tractions qu'on lui fait subir, mais le plus souvent il est impossible de pouvoir l'enlever par lambeaux. Elle se détache par petits fragments, tant le ramollissement est considérable. Nous avons toujours vu ces cas coïncider avec une rougeur très vive de la membrane.

Avec ces altérations on peut toujours constater le développement anormal des cryptes mucipares de l'intestin, qui, dans l'état anatomique ordinaire, échappent facilement à l'observation et se présentent sous forme de points isolés d'une ténuité extrême. Ils paraissent alors sous forme de granulations de 2 à 3 millimètres de diamètre, peu saillants d'ailleurs, placés dans l'épaisseur ou au-dessous de la muqueuse. Chacun de ces cryptes se trouve percé d'une petite ouverture à travers laquelle s'exhale le mucus. Souvent cette ouverture est dilatée ; les bords en sont pâles et aplatis ; plus souvent la dilatation résulte de l'ulcération des tissus, comme je l'ai démontré plus haut en mentionnant les cicatrices qui restent sur la muqueuse. On reconnaît ces ulcérations à la rougeur et à la tuméfaction de leur circonférence, modifications peu sensibles facilement appréciables pour un observateur attentif.

La couche de tissu cellulaire qui sépare les tuniques musculeuse et muqueuse participe rarement aux modifications anatomiques de l'état aigu. Sa texture est toujours modifiée dans l'entéro-colite chronique. Les lésions qu'elle présente sont peu variées, bornées à un simple épaississement dans l'état aigu ; à une induration demi-transparente, quelquefois fort épaisse, dans l'état chronique. L'épaississement de la couche sous muqueuse développé dans l'entéro colite aiguë ne dépasse jamais 1 millimètre.

Le tissu est blanchâtre, légèrement induré, offrant quelquefois une demi-transparence, semblable à celle qu'il présente chez les dysentériques. Lorsque la maladie date de loin, l'induration est considérable. Le tissu est induré, presque inextensible, d'un aspect demi-transparent, comme lardacé et criant sous le scalpel.

Il est une remarque qu'il faut faire au sujet de cette altération : je veux parler du rétrécissement du côlon. Les transformations qui s'opèrent dans le tissu cellulaire sous-muqueux s'effectuent au moment où le spasme de la tunique musculaire rétrécit le calibre de l'intestin. Il en résulte une enveloppe inextensible autour d'un organe amoindri, enveloppe qui comprime avec force le viscère et l'empêche de revenir à son volume primitif. Une telle disposition doit avoir une fâcheuse influence sur les fonctions digestives de l'enfant.

Les altérations de la tunique musculaire elle-même sont à peu près nulles, si l'on en excepte cette rétraction dont nous avons plusieurs fois parlé et sur laquelle nous ne reviendrons pas. Elle est le résultat d'un trouble fonctionnel et ne constitue pas, à proprement parler, une altération anatomique.

On rencontre quelquefois, dans la couche du tissu cellulaire sous-péritonéal, des modifications semblables à celle de la couche sous muqueuse. Je veux parler de l'épaississement de ce tissu que j'ai observé deux fois, mais cette modification était peu considérable.

Intestin grêle. — La muqueuse de l'intestin grêle est la seule des parties constituantes de cet organe qui participe aux altérations de l'entéro-colite. Les lésions qu'elle présente se rencontrent sur presque tous les sujets et s'élèvent à 20 ou 30 centimètres de la valvule iléo-cœcale.

Elles sont caractérisées par une injection partielle plus ou moins vive, des vaisseaux capillaires, avec tuméfaction et quelquefois ramollissement de la muqueuse. On voit sur cette portion de la membrane les cryptes isolés, un peu plus volumineux que dans leur état habituel et sans ulcérations de l'orifice ; les plaques de Peyer, qui restent dans la plus parfaite intégrité, si ce n'est dans quelques circonstances exceptionnelles où on les trouve tuméfiées et ramollies, mais sans ulcération de leur tissu.

Je n'ai rencontré que deux fois l'extension des altérations précédentes à presque toute la longueur de l'intestin. Partout l'aspect de ces altérations était identique avec celui que nous venons d'indiquer, savoir : coloration et tuméfaction de la muqueuse, avec hypertrophie des cryptes mucipares et gonflement des plaques de Peyer. Il existait, en outre, dans le gros intestin des altérations semblables à celles de l'intestin grêle.

Chez deux autres sujets affectés de colite, il n'y avait pour altération de l'intestin grêle qu'une blancheur écla - tante et opaque de la muqueuse dont la consistance était entièrement détruite depuis la valvule pylorique jusqu'à la valvule iléo-cœcale. Les plaques de Peyer étaient fort peu apparentes.

Estomac. — Cet organe, auquel on a fait jouer un si grand rôle dans la production des évacuations stercorales de l'enfant à la mamelle, ne mérite en aucune manière l'attention dont il a été l'objet. On le trouve toujours à moitié rempli d'aliments dont la base est formée par du lait coagulé. Les substances, toujours acides, reposent sur la face postérieure et dans le grand cul-de-sac de l'estomac. La muqueuse est ordinairement plissée, pâle et d'une bonne consistance vers la face antérieure de l'organe ; elle est d'un rose livide et diffluente dans les parties qui sont en contact avec les liquides que nous venons d'indiquer.

Dans quelques cas, cette membrane est ramollie dans toute son étendue et conserve la coloration pâle opaque mentionnée plus haut. Au ramollissement de la muqueuse s'ajoute alors celui des autres tuniques du viscère.

Ganglions mésentériques (glandes d'après Bouchut). — On rencontre fort souvent avec les lésions de l'entéro-colite, l'hypertrophie des glandes du mésentère, sans coloration ni transformation de leur tissu. Tout le désordre s'arrête à ce degré.

Ce n'est que plus tard, à une période plus avancée de l'existence, que l'on a occasion d'observer la dégénérescence tuberculeuse de ces ganglions.

Chez l'enfant à la mamelle, cette dégénérescence ne s'observe presque jamais, il n'y a que les ganglions bronchiques qui aient la plus grande tendance à subir cette désorganisation.

Mais Bouchut ne s'est pas contenté de décrire ainsi les lésions anatomiques de la maladie qu'il individualisait, il en a aussi décrit les complications.

Contentons-nous d'indiquer le muguet, l'érythème des fesses, les ulcérations aux malléoles comme les complications les plus ordinaires de la maladie. Ces dernières sont classiquement attribuées à la macération épidermique dans les matières fécales. On observe aussi comme désordres anatomiques concomitants de l'entéro-colite la rougeur et le gonflement de la muqueuse buccale, les ulcérations des gencives et de la voûte palatine, tous symptômes classiques d'évolution dentaire.

CHAPITRE III

Mieux qu'une description personnelle, la citation suivante permet d'apprécier les manifestations cliniques
chez le nourrisson de grosses végétations adénoïdes :

Chez lui, les troubles respiratoires dominent la scène ;
Lubet-Barbon a donné une excellente description des
troubles que provoque. à cet âge, l'obstruction du rhino-
pharynx. La respiration se fait la bouche ouverte ; elle
est pénible, très bruyante et peut en imposer chez un médecin non prévenu du fait, pour un cornage d'origine plus
profonde. Cependant, l'auscultation ne révèle rien d'anormal dans le poitrine ; et si, quand on pince les ailes du
nez, le bruit cesse, on peut être assuré qu'il s'agit bien
de ronflement (Empis). Les ailes du nez sont animées de
battements précipités, comme s'il s'agissait d'une dyspnée
aiguë broncho-pulmonaire.

Pendant la nuit, la difficulté respiratoire s'exagère encore ; le ronflement augmente au point de gêner les per-
sonnes qui dorment dans la même pièce. L'enfant ne cesse
de s'agiter dans le lit ; le visage devient livide, se couvre
de sueur ; il se réveille fréquemment en proie à l'oppres-
sion et les parents épouvantés croient qu'il va étouffer
(spasmes glottiques). Il a des convulsions.

Les quintes de toux, surtout nocturnes, rappellent celles

de la coqueluche. Mais elles ne se produisent pas si l'on appuie sur la trachée, tandis qu'elles éclatent quand on introduit l'abaisse langue dans la bouche de l'enfant.

Le nez ne cesse de couler; l'orifice antérieur des narines, la lèvre supérieure s'irritent; les éternuements sont fréquents. Les fosses nasales sont encombrées de croûtes ou de mucosités purulentes qui tombent dans l'arrière-cavité des fosses nasales et donnent lieu à du catarrhe naso-pharyngien secondaire. Le tirage permanent auquel sont soumis les petits malades peut provoquer de l'emphysème aigu.

Dans ces conditions, la santé générale de l'enfant ne peut que péricliter; car à l'insuffisance respiratoire s'ajoute l'insuffisance de l'alimentation.

Le catarrhe rhino-pharyngien empêche la respiration par la voie nasale; l'enfant se trouve donc dans l'impossibilité de téter et de respirer en même temps, et la succion ne peut pas s'accomplir dans les conditions normales. Si l'on essaie de le faire téter, après avoir pris bruyamment quelques gorgées de lait, il quitte brusquement le sein; il se dresse en arrière, se contractant et ouvrant largement la bouche, pour inspirer l'air qui lui manque. Il avale de travers, se met à tousser et fréquemment vomit le peu de nourriture absorbée. L'alimentation est ainsi entravée; et, loin de grossir, le nourrisson, dont la croissance était restée quelque temps stationnaire, finit par perdre de poids et s'étiole de plus en plus : ainsi se réalise l'athrepsie adénoïdienne. Si l'on n'intervient pas à temps par un diagnostic habilement posé et une intervention opportune, la cachexie augmente de jour en jour; l'enfant meurt de faim. Il eût été facile, en soupçonnant la cause des accidents, de les faire disparaître presque comme par enchantement; et le coup de pince qui, désobstruant la cavité pharyngienne, permet de reprendre l'alimentation normale, sauve la vie de l'enfant.

Quelques mois plus tard, quand il doit commencer à parler, le petit adénoïdien est exposé à un autre danger : les troubles auriculaires. Ces troubles apparaissent quelquefois de très bonne heure; les poussées d'adénoïdite entraînent à leur suite des écoulements d'oreilles ou de l'obstruction tubaire, avec développement consécutif de sclérose du tympan et de la caisse. S'ils sont bilatéraux, si la cause qui les a provoqués n'est pas supprimée et, bien au contraire, continue à les entretenir, ces troubles entraînent la perte totale de l'audition. L'enfant, incapable d'apprendre le langage articulé, devient ainsi sourd-muet.

En résumé, nous assistons chez le nourrisson à une affection qui évolue sous trois types cliniques :

1° Le type respiratoire, caractérisé par la sténose nasale; la nécessité de la respiration par la bouche et les accidents secondaires qui s'y rattachent : rhinite chronique, catarrhe rhino-pharyngien, toux, laryngo-bronchites, troubles du développement de la face et du développement général, troubles nerveux. L'audition est normale.

2° Le type auriculaire, dans lequel les troubles respiratoires sont nuls et où l'oreille seule est atteinte : obstruction tubaire, catarrhe tubo-tympanique, otites sèches chroniques ou otites purulentes. Ce type auriculaire demande à être bien connu; aucun des signes habituels de l'obstruction du rhino-pharynx n'existe et rien, du côté de la respiration, ne peut faire soupçonner une affection du cavum pharynx. Les fosses nasales sont libres; l'enfant respire normalement la bouche fermée; il n'a ni toux, ni catarrhe pharyngien.

La tumeur adénoïde évolue donc d'une façon insidieuse et latente en quelque sorte, ne se manifestant par aucun symptôme qui frappe immédiatement le médecin et retienne l'attention sur la possibilité de son existence. Et cependant, c'est bien elle qui tient sous sa dépendance tous les troubles auriculaires. Si l'on n'en fait pas l'ablation, c'est en vain qu'on essaiera de désobstruer la trompe, de tarir l'écoulement purulent. Au moment où l'on croit toucher à la guérison, la récidive se produit; et ces rechutes successives désespèrent les parents.

Mieux éclairé et s'il en attaquait directement la cause, le médecin obtiendrait la guérison d'un symptôme secondaire, qu'il s'efforce en vain de combattre directement. Ce type clinique auriculaire correspond à la forme anatomopathologique où l'on trouve, non une masse volumineuse remplissant la cavité de pharynx nasal, mais de petites végétations adénoïdes disséminées à la voûte sur les parois latérales, au niveau de l'orifice tubaire et déterminant des accidents, non plus mécaniquement, mais par l'inflammation de voisinage qu'elles provoquent et entretiennent.

Toutes les fois donc où un enfant souffre de l'oreille, il ne faut pas manquer de faire l'examen du rhino-pharynx.

3° Le type mixte, dans lequel le type respiratoire et le type auriculaire associés forment le syndrome complet et classique, à l'heure actuelle, des tumeurs adénoïdes.

Dans quelles proportions ces types cliniques se rencontrent-ils et à quel âge les observe-t-on de préférence ? C'est là un dernier point intéressant qu'il nous reste à étudier. Cuvellier a établi deux statistiques de cas de végétations adénoïdes. Dans l'une, 425 cas composés d'enfants et d'adultes, le type respiratoire seul est noté 205 fois, le type auriculaire seul 38 ; le type mixte 182 fois. Dans l'autre, 716 cas recueillis à la policlinique de M. le

professeur Grancher, seulement chez des enfants de 0 à
16 ans ; les troubles respiratoires existent seuls 558 fois ;
les troubles auditifs seuls 18 fois ; les troubles associés
148 fois. Nous-même, parmi les nombreux adénoïdiens
que nous avons eu à examiner, nous relevons la très
grande fréquence de cette affection chez le nourrisson.
Presque toujours le type réalisé était respiratoire.

Nous en conclurons donc que, dans les premières années, le type respiratoire prédomine en relation avec l'obstruction mécanique de Choanes, facilement réalisée à cet
âge dans la cavité étroite du pharynx nasal. Puis, à mesure que la tumeur se développe, elle arrive à obstruer
latéralement l'orifice tubaire ou bien détermine, dans les
poussées d'adénoïdite, des phénomènes d'irritation qui, par
le canal de la trompe d'Eustache se propagent à l'oreille
moyenne. Ainsi s'établissent les troubles auriculaires et
c'est en effet dans la seconde enfance, pendant l'adoles-
cence et à l'âge adulte qu'ils s'observent le plus fréquemment. Mais les adénoïdites ne se contentent pas de provoquer des troubles de la respiration et de la phonation,
des modifications dans l'aspect du visage, elles entraînent souvent des complications importantes parmi lesquelles nous citerons les suivantes.

Certains auteurs décrivent comme des complications
les poussées inflammatoires d'adénoïdite, les déformations
faciales et thoraciques, les troubles du côté de l'oreille
moyenne. A notre avis, l'importance et la fréquence de
ces accidents sont telles et ils s'enchaînent si étroitement
avec les autres signes de l'affection qu'il n'est pas possi-
ble de les en dissocier. Nous avons donc cru être plus
logique et rendre notre description plus claire, en les
faisant rentrer dans le tableau symptomatique.

Comme complications de voisinage des tumeurs adé-

noïdes on peut décrire la rhinite hypertrophique ; l'hypertrophie des amygdales palatines et la pharyngite granulo-
vasculaire chronique ; les laryngo-trachéites secondaires ;
les adénoïdites suppurées et les abcès rétropharyngiens.

On voit que dans cette énumération pourtant rapide
prennent surtout place des complications d'ordre inflam-
matoire, infectieux.

Le résultat à prévoir est la production localisée d'une
quantité de pus, très variable sans doute, mais dont le
danger le plus grand résulte chez le nourrisson du fait
de sa déglutition.

CHAPITRE IV

Voici nos observations. Elles nous ont été fournies en partie par la « Goutte de Lait », en partie par des obser-vations personnelles.

I. — *Groupe d'observations établissant d'une façon assez nette les rapports entre l'adénoïdite et l'entéro-colite.*

A. — Observations personnelles

OBSERVATION PREMIÈRE

Moro (Léopold-Honoré). Vu à trois mois et demi. Bonne alimentation. Végétations abondantes. Toux coqueluchoïde. Otorrhée droite. Entérite glaireuse. Peu de glaires, quelquefois sanguinolentes. Très constipé. Pas de point appendiculaire. Enfant prend peu de poids.

L'enfant est opéré 7 mois après à cause de la toux et de l'otorrhée ; 8 jours après, la constipation devient moins opiniâtre ; 15 jours après, les glaires disparaissent ; 1 mois après, la constipation n'existe plus. Otorrhée guérit sans traitement. Pourtant l'enfant a encore pris peu de poids.

Le 4 août pèse 5 kilogs ; 9 mois après pèse 8 kil. 250.

OBSERVATION II

Brusa (Renardi-Antoine). Né le 8 septembre 1905. Au sein. Vu à 7 mois 1/2. Poids : 7 kilogs 950. Bien réglé. A 10 mois, pèse 10 kil. 100. Très constipé. Dans les selles on trouve des peaux adhérentes aux fèces. Végétations adénoïdes.

Végétations opérées.

Peu à peu constipation disparaît. Plus de membranes dans les matières.

OBSERVATION III

Au sein jusqu'à 10 mois, puis au biberon. Sevré à 14 mois. Alimentation régulière.

Vu à 1 an 1/2. Végétations. Toux coqueluchoïde. Entérocolite muco membraneuse. Teint jaune paille. Inappétence. Pas de sang dans les selles. Très constipé. Dort bouche ouverte. Opéré à 2 ans. Subit 2 opérations successives à 15 jours d'intervalle. Après l'opération, tout redevient normal. Coryza muco-purulent, établi depuis longtemps, disparaît. Entéro-colite paraît définitivement guérie.

OBSERVATION IV

Véran (Antoine). Né le 29 juin 1905. Examiné le 10 décembre. Prématuré. Alimentation très surveillée.

A 1 mois, pèse 2 kil. 130.

Très constipé. Végétations. Opéré à 6 mois de végéta-

tions. Constipation disparaît après l'opération. Poids :
5 kil. 900. Constipation revient 1 mois après. Nouvelles
végétations se forment. Opéré une seconde fois. Poids :
6 kil. 350.

Huit jours après, plus de constipation. A 10 mois, pèse
7 kil. 100.

OBSERVATION V

Bruno. Vu à 2 ans 1/2. Bien alimenté. Végétations en
nappes, petites. Toux fréquente. Diarrhée légère. Quelques glaires dans les selles. Otorrhée.

Végétations enlevées trois mois après, à cause de la
persistance de la diarrhée et de la toux. Toux devient moins
fréquente, puis disparaît. Peu de glaires. Pas de point
appendiculaire. Otorrhée qui persistait a guéri.

Cet enfant pesait à son arrivée 4 kil. 300.

Sept mois après, il ne pèse que 6 kil. 200.

Enfant au sein. Mère a du lait.

OBSERVATION VI

Turini. Vu à 2 mois. Microcéphale. Prématuré. Végétations abondantes, en nappes. Bonne alimentation. Diarrhée légèrement sanguinolente. Entérite muqueuse. Glaires presque quotidiennes.

Opération.

Entéro-colite disparaît. L'enfant avait du tic de Salaam
qui disparaît après l'opération.

Grosse adénopathie trachéo-bronchique. Courbe de
poids, devient normale.

Observation VII

Folco. Au sein. Bien réglé. Entérite glaireuse. Ronfle. Dort la bouche ouverte. Végétations abondantes enlevées le 2 mars.

Adénopathie cervicale.

1 mois après l'opération, très peu de glaires, pas de sang, pas de mucosités.

Peu de réation intestinale, pas de réaction appendiculaire.

Courbe de poids devient normale.

Observation VIII

Dutto (Anna). Née le 26 octobre 1904. Au sein jusqu'à 4 mois, puis allaitement mixte, enfin biberon.

A 6 mois, pèse 7 kgs 200. Bonne alimentation.

A 11 mois, pèse 9 kgs 600

Quelques végétations Ronfle. Apparition de tous les signes d'entéro-colite, mais sans constipation. Selles diarrhéïques, légèrement sanguinolentes.

Opération. Diarrhée disparaît peu après.

Observation IX

Pesce. Au sein. Vu à 2 mois. Poids : 4 kgs 600. Toux nocturne. Au point de vue gastro-intestinal : glaires, pas de vomissements, pas de sang, pas de peau. Peu de constipation.

Vu 6 mois après : amygdales grosses. Végétations. Opération.

2 mois après, plus de glaires. Toujours un peu constipé, quoique l'alimentation soit restée régulière. Pas de participation de l'appendice.

L'enfant pesait 4 kgs 600 à 2 mois; à 1 an, pèse 7 kgs; en janvier, c'est-à-dire à 15 mois, pèse 8 kgs 600.

OBSERVATION X

Maillan (Paul). Prématuré. Au sein. Couveuse.

Examiné à nouveau à 4 mois. Toujours au sein. Débile. Alimentation parfaitement réglée.

Petites végétations. Toux coqueluchoïde. Troubles digestifs. Diarrhée. Bronchite. Otorrhée. Entéro-colite légère. Peu constipé. Peu de glaires. Pas de point appendiculaire.

Opéré 10 mois après. Otorrhée guérit. Plus constipé depuis l'opération. Plus de glaires.

A 1 mois pesait 1 kg 300; à 11 mois pesait 6 kgs.

OBSERVATION XI

Garel (Denise). Née le 2 mars 1905. Allaitement mixte. Vue à 3 mois. Poids : 6 kgs 240. Bonne alimentation.

A 10 mois, entéro-colite muco-membraneuse avec alternatives de constipation et de diarrhée. Végétations adénoïdes très abondantes. Opération

Entéro-colite disparaît peu à peu. Plus de constipation ni de diarrhée. Poids : 9 kgs 150.

Observation XII

Daini (Marius). Né le 27 octobre. Au sein. Alimentation régulière.

A 1 mois et demi pèse 3 kgs 430. Végétations abondantes. Bouche ouverte. Dyspnée très grande. Entérocolite muco-membraneuse. Alternatives de constipation et de diarrhée. Pas de douleur à la pression abdominale.

Opéré 8 jours après. Poids : 4 kgs 500.

8 jours après l'opération, plus de mucosités. Poids : 3 kgs 700.

15 jours après l'opération, poids : 3 kgs 950.

2 mois après l'opération, poids : 4 kgs 850.

B. — Observations classiques

Observation Première

D..., un mois, vomissements fréquents, ronflements, bouche ouverte, végétations petites, abondantes.

Entéro-colite muqueuse et membraneuse. Opéré à cause des vomissements, la semaine suivante. Revu 8 jours après l'opération : les glaires, qui étaient quotidiennes, n'ont apparu que par intermittence. Opéré une deuxième fois 8 jours après Depuis 5 jours l'enfant n'a plus fait ni peaux, ni glaires ; les vomissements sont rares. Revu l'enfant 2 fois en 15 jours : il n'a plus fait ni peaux, ni glaires.

OBSERVATION II

G... A..., 18 mois; toux nocturne, coqueluchoïde, végétations, entéro-colite glaireuse. Opéré vers le 21ᵉ mois; 15 jours après l'opération, les glaires et la constipation ont disparu; elles n'ont point été observées depuis 4 mois.

OBSERVATION III

J... V..., 9 mois : adénoïdite en nappe. Chaque fois que l'enfant a une poussée aiguë à la gorge, il y a poussée aiguë du côté de l'intestin, douleur, constipation sévère, mucosités.

OBSERVATION IV

A. Ineiff, 7 mois : toux, ronfle bouche ouverte, grosses amygdales, végétations; ni peaux, ni mucosités : constipation sévère. Opération. Huit jours après l'opération, la constipation s'améliorait sans traitement; depuis 6 mois elle est très légère et disparaît par intermittence.

OBSERVATION V

M. Carl., 14 mois : bouche toujours ouverte, grosses amygdales, végétations nombreuses. Entéro-colite glaireuse et membraneuse; glaires fréquentes, abondantes. Opéré en février 1905. Revu 15 jours après, constipation très améliorée, glaires légères, intermittentes, plus de peaux. Revu 1 mois 1/2 après. On enlève le reste des végétations. Pendant 1 mois les glaires disparaissent encore par intermittence, puis disparaissent ainsi que la constipation. Revu l'enfant 10 mois après, la guérison est complète depuis.

OBSERVATION VI

Ant. Ver., 5 mois: très constipé (au sein, non suralimenté, augmentant régulièrement de poids).

Depuis 2 mois allait à la selle tous les 2 jours en criant, avec lavement. Végétations.

Opéré le 13 janvier 1906. Le lendemain de l'opération, la constipation a disparu. Depuis 3 semaines l'enfant va à la selle spontanément sans crier, 2 fois par jour.

OBSERVATION VII

Aviraguet (thèse d'Attias).

Enfant de 3 ans, atteint depuis 2 ans d'entérite muco-membraneuse résistant à tout traitement, avec poussées paroxystiques. Rhino-pharyngite. Traitement de la rhino-pharyngite et de l'estomac : guérison de l'entéro-colite complète en 6 mois.

OBSERVATION VIII

(Thèse d'Attias)

H. B., 11 mois. Depuis l'âge de 6 mois, entéro-colite glaireuse, otorrhée, rhinite purulente et pharyngite.

Traitement de l'inflammation pharyngo-nasale. L'entéro-colite disparaît peu à peu.

II. *Groupe d'observations dans lesquelles les rapports entre l'adénoïdite et l'entéro-colite nous paraissent mal établis parce que plusieurs facteurs étiologiques d'entéro-colite nous ont paru coexister : vice alimentaire, constipation chronique congénitale.*

Observation Première

Ghio (Etienne). 18 mois. Ronfle. Dort bouche ouverte. Glaires dans les fèces. Constipé. Opéré de végétations à deux reprises. Plus de constipation. Ni glaires, ni peaux, pas de sang. Toux coqueluchoïde.

Mère tousse : albuminurique, *bacillaire* et cardiaque.

Observation II

Chanvier (Gabrielle). Née le 2 février 1905. Au biberon. Vue à 13 mois. Poids : 9 kil. 400.

A 21 mois, végétations petites, latérales. Tousse depuis 7 mois. Entéro-colite. Pas de faute alimentaire, ni de douleur abdominale, mais sommets douteux.

Adénopathie trachéo-bronchique moyenne.

Observation III

Bran (Thérèse). Vue à 10 mois. Constipée. Ventre tendu. Selles avec membranes. Réaction appendiculaire.

Mère morte de tuberculose pulmonaire,

L'enfant elle-même présente végétations en nappe. Ronfle beaucoup. Moyenne adénopathie cervicale.

OBSERVATION IV

Née le 8 janvier 1904. Vue à 19 mois.

Entéro-colite muco-membraneuse. Rachitisme léger. Gros ventre. Végétations adénoïdes en nappes. Poids : 9 kil. 550.

III. *Groupe d'observations dans lesquelles il semble y avoir des rapports probables puisque nous ne trouvons aucune autre cause d'entéro-colite. Mais les enfants n'ont pas été suivis et il n'y a pas eu d'opération.*

OBSERVATION PREMIÈRE

Baudoin (Honoré). Né le 29 juin 1904. Au sein. Vu à 18 mois. Poids : 9 k. 10ᵒ).

Grosse adénopathie trachéo-bronchique gauche. Souffle. Grosses amygdales. Grosses végétations. Entérite glaireuse. Pas de fautes d'alimentation ; pas de constipation, ni de douleurs abdominales.

A 19 mois, pèse 8 kil. 400.

OBSERVATION II

Gaze (Gaston). Né le 19 septembre 1905. Allaitement mixte. A 4 mois, pèse 4 kil. 600.

A 8 mois, entéro-colite muqueuse; sanguine.

Poussées de diarrhée avec ténesme. Pourtant pas de faute alimentaire. Pas de constipation. Poids : 7 kil. 050.
A 11 mois, 8 kil. 700.

Observation III

Pellegrin (Jeanne-Rosalie). Née le 25 décembre 1905. Allaitement mixte. Vue à 2 mois. Poids : 4 kil. 500.

A 11 mois, poids : 5 kil. 600. Toux, surtout nocturne. Végétations en paquets. Dans les selles, glaires abondantes. Mais bonne alimentation.

A 18 mois, pèse 8 kil. 550.

Observation IV

Ritrovato. Dix mois. Poids : 9 kil. 200. Pas de fautes alimentaires. Très constipé (dur comme de la pierre). Petites végétations. Grosses amygdales.

Observation V

Allaman. Opéré à 13 mois de grosses végétations. Ronflait, dormait bouche ouverte.

Très constipé avant l'opération. Otorrhée abondante. Un mois après, constipation disparaît. Pas de glaires, pas de peaux, pas de sang. Plus d'otorrhée. Grosse adénopathie cervicale.

Observation VI

Béolor (André). Au sein. Vu à 7 mois. Poids : 7 k. 700. Dort bouche ouverte. Ronfle. Rien à l'appendice.

Alternatives de constipation et de diarrhée. Beaucoup de glaires. Peaux. quelques stries de sang.

Otorrhée gauche. Grosses végétations Adénopathie cervicale à droite.

CHAPITRE V

a) Dans ces observations, il y a donc coexistence de végétations adénoïdes et d'entéro-colite.

Il y a sans doute deux observations, comme on a pu le voir, qui font penser naturellement aux travaux de Strassmann, Weigert, Orth, Pillet, Lermoyez, Moure, Dieulafoy, Heime, Friedman, etc..., sur les rapports qui peuvent exister entre les *végétations adénoïdes* et l'*infection tuberculeuse*.

Peut-être, dans ces cas, l'entéro-colite comme l'adénoïdite sont-elles dues à la tuberculose.

b) Dans une autre de nos observations, il y a coexistence d'adénoïdite, d'entéro-colite et d'appendicite.

c) Dans une autre observation, il y a coexistence de troubles de la nutrition avec de l'adénoïdite et de l'entéro-colite.

d) Nous ne songeons pas à nier ces faits que nous avons même cru de notre devoir de signaler. Pas plus que nous ne voulons nier les rapports déjà établis entre l'évolution dentaire et l'entéro-colite. Le fait de la fréquence dans nos observations de cas ayant trait à des nourrissons de 5 à 8 mois, semblerait confirmer cette manière de voir.

Mais il est impossible de nier, nous semble-t-il, que dans nos observations du groupe premier la coexistence d'adénoïdite et d'entéro-colite existe seule.

Y a-t il, dans la coexistence des deux phénomènes, adénoïdite et entéro-colite, une simple coïncidence?

C'est la contre-épreuve, comme l'ont dit Roux et Josserand, qui doit juger de cette relation de cause à effet. En supprimant la cause (l'adénoïdite), l'effet (l'entérocolite) persiste-t-il? — La contre épreuve prouvera le déterminisme nécessaire de ces deux phénomènes. Nous avons peu d'observations. Un certain nombre sont d'ailleurs empruntées à un travail déjà cité, mais nous paraissent, malgré leur petit nombre, montrer remarquablement ce déterminisme. De nos douze premières observations, ne semble-t il pas se dégager la conclusion suivante : l'ablation chirurgicale des végétations adénoïdes coexistantes à l'entéro colite a déterminé la rétrocession des phénomènes morbides et cela d'une façon constante. De même, dans nos observations empruntées aux auteurs classiques, ces faits semblent se succéder identiquement : l'adénoïdite supprimée, l'entéro-colite cesse.

Mais, nous dira-t-on, pourquoi y a-t-il eu, dans certaines observations, nécessité à faire subir à l'enfant plusieurs interventions successives? La réponse nous paraît facile. L'opération des végétations adénoïdes est d'une technique délicate et, à ne pas vouloir faire trop, on risque souvent de ne pas faire assez. Quoi qu'il en soit, dans toutes ces observations, une intervention suffisante aboutissant à la suppression des végétations adénoïdes a aussi conduit à observer la guérison définitive de l'entéro-colite.

Nous retrouvons dans nos observations, en somme, presque toujours la constipation seule ou la constipation avec poussées diarrhéiques. La constipation de l'entérocolite a comme caractère d'être le plus souvent opiniâtre, indépendante du mode d'alimentation.

Elle peut exister comme symptôme d'entéro-colite, car quelques-uns de nos enfants avaient d'abord de la constipation, puis des glaires dans leurs selles; dans quelques-unes de nos observations, elle disparaît comme les glaires après l'opération des végétations.

Triboulet (Archives de médecine des enfants, mars 1898), veut voir dans les glaires retrouvées dans les selles, les mucosités du pharynx qui ne feraient que traverser le tube digestif sans provoquer de désordre.

Cette interprétation ne saurait être admise.

La glaire et la muco-membrane ont la même composition chimique (Comby); elles ne diffèrent l'une de l'autre que par leur consistance et leur âge.

La glaire coexiste toujours avec des désordres intestinaux: constipation opiniâtre, dyspepsie, selles sanguinolentes, diarrhée. peaux, météorisme, etc.

Les glaires gélatineuses, adhérentes, épaissies, que l'on voit dans tous ces cas, ne peuvent être le résultat de la transformation du muco-pus naso-pharyngien après le passage de ce muco-pus dans l'estomac et dans tout l'intestin grêle.

Chez l'enfant, dit Comby, l'entéro-colite présente des poussées aiguës fréquentes; mais à mesure que l'enfant grandit, l'élément infectieux s'atténue, les poussées deviennent moins fréquentes, moins graves, moins violentes.

Nous retrouvons la même phrase dans l'article de Cuvillier sur les végétations. Celles-ci, vers la puberté, subissent la loi de régression, qui entraîne dans son mouvement d'involution tout le tissu adénoïde qui tend à s'atrophier.

Nous n'avons rien à observer qui puisse nous faire croire à l'influence de l'hérédité, ayant étudié celle-ci à propos de chaque cas.

Nous ne pouvons que partager les idées de Nothnagel, Guinon, Hutinel, Marfan, Boas, Hénoch, Thiercelin, etc., sur l'origine infectieuse de l'entéro-colite chez l'enfant. Cette origine infectieuse, pour nous, il faut la rechercher dans la pyophagie de l'enfant qui ne crache pas.

L'adénoïdite doit être le plus souvent la cause de l'entéro-colite, la cause directe, essentielle, unique peut-être. Nous ne contestons pas qu'une mauvaise alimentation puisse l'aggraver dans sa durée, dans ses manifestations cliniques; mais nous croyons qu'il faut rejeter certains facteurs (nervosisme, diathèses, etc.) qui n'expliquent rien, qu'on rencontre toujours selon des idées préconçues et qui nuisent à l'analyse, seule capable de dissocier le complexus morbide.

On pourrait encore se demander pourquoi, avec un si grand nombre d'adénoïdiens, il y ait si peu de cas d'entéro-colites muco-membraneuses ?

C'est que ce rapport n'a pas toujours été recherché et qu'on a négligé beaucoup de cas d'entéro-colites muco-membraneuses pas très marquées.

Et un fait qui semble nous donner raison, c'est que tous les oto-rhino-laryngologistes signalent la très grande influence de l'opération sur la nutrition générale.

CHAPITRE VI

Mais à côté des conclusions purement théoriques que nous venons d'exposer, il nous semble que nos observations appellent les quelques considérations suivantes, d'ordre très pratique :

Chez l'enfant, l'entéro-colite et les adénoïdites sont plus fréquentes qu'on ne le croit, Il faut pourtant souvent rechercher avec attention ces phénomènes morbides. Pour l'entéro-colite, la mère, assez souvent, ne regarde pas les selles de son enfant, attribue à des causes banales la présence de mucosités ou de peaux dans les fèces, ou bien encore, ignorant la valeur d'un tel symptôme, néglige d'en parler au médecin. Pour l'adénoïdite, seul un médecin peut la reconnaître.

Mais nous venons de voir qu'un praticien averti doit aujourd'hui bien connaître l'union intime qui, dans bien des cas, semble rattacher l'une à l'autre l'entéro-colite et l'adénoïdite. Dans un cas donné, établir ce rapport, c'est faire de la vraie médecine pathogénique et dès lors prescrire un traitement vraiment efficace.

Est-ce à dire que jamais par retour l'entéro-colite, trouble de la nutrition, ne puisse être elle-même facteur d'adénoïdite ? Peu nous importe, en pratique, puisque jusqu'ici le traitement de l'adénoïdite a été suivi de guérison de l'entéro-colite, c'est pratiquement la même règle qu'il faudra suivre.

Mais un point sur lequel nous nous séparons nette-ment de tous nos devanciers, c'est la nécessité absolue qu'il y a à essayer le traitement médical de l'adénoïdite avant d'en arriver à l'ablation chirurgicale. La plaie, chirurgicalement créée, constitue une vraie porte ouverte à l'infection secondaire et un point de départ facile d'in-fection générale.

C'est d'ailleurs là l'opinion de notre excellent maître, M. le professeur Baumel.

Pas d'intervention précipitée, telle sera notre devise. Mais notre expectative devra être armée et c'est pourquoi le traitement médical de l'adénoïdite devra prendre place dans la thérapeutique de certaines entéro-colites.

Ce traitement médical peut se résumer de la façon sui-vante :

Au point de vue prophylactique, chez les enfants pré-disposés aux manifestations lymphatiques, il faudra instituer un régime tonique (huile de foie de morue, pra-tiques hydrothérapiques, cures climatériques) et éviter toute cause d'inflammation des cavités nasales et rhino-pharyngiennes. Au cours des maladies infectieuses géné-rales qui les menacent de déterminations secondaires (rougeole, scarlatine, grippe, fièvre typhoïde, diphtérie), elles devront être minutieusement antiseptisées.

Le traitement médical de l'affection est général et local. Le traitement général est antilymphatique ; le traitement local se fait par la voie nasale et la voie pharyngée : il tend à désinfecter la région et à en faire tomber l'inflam-mation.

Par la voie nasale, on fera, dans le jeune âge, aspirer

des pommades et des poudres antiseptiques (à base de menthol de préférence) ; on pourra injecter de l'huile mentholée (1/50 à 1/20). Quand l'enfant sera plus âgé, on utilisera en outre les irrigations tièdes, salées ou boriquées. Certains auteurs ont vivement attaqué les irrigations nasales et ont prétendu les proscrire ; de l'avis du plus grand nombre, il nous semble qu'on peut les ordonner dans la pratique journalière.

Dans les cas si nombreux où les végétations adénoïdes s'accompagnent de catarrhe rhino-pharyngien, elles nous ont toujours donné d'excellents résultats et maintes fois chez des enfants où l'on avait refusé de les ordonner dans un traitement antérieur ; elles débarrassent les fosses nasales et l'arrière cavité des mucosités, si souvent purulentes, qui les encombrent et qui sont une source constante d'infection. Nous ajouterons qu'en ayant soin de formuler minutieusement aux parents les précautions qu'ils doivent prendre en les pratiquant, nous n'avons jamais observé les accidents dont on a prétendu incriminer la fréquence (pénétration de l'eau dans la trompe et l'oreille moyenne).

Par la voie pharyngée, on pratiquera, à l'aide de pinceaux recourbés, des badigeonnages directs de la région malade, ou des cautérisations au galvano-cautère. C'est à la solution de glycérine iodée (1 gramme d'iode pour 50 grammes de glycérine) que nous donnons la préférence.

Mais, au résumé, les indications de ce traitement médical sont très limitées. Il ne peut donner de résultats que si l'hypertrophie de l'amygdale pharyngée se réduit à un épaississement léger et à des fongosités, encore faut-il qu'elles soient peu marquées, de la muqueuse. Il est absolument inefficace toutes les fois où il y a véritable-

ment *tumeur* adénoïde, et la lésion relève alors du *traitement chirurgical.* Ce ne sera donc qu'en dernière analyse
que l'intervention sera autorisée. Bien entendu, elle sera
prudente, méthodique et bien conduite sous le contrôle
du miroir frontal.

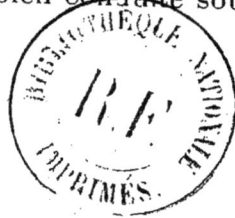

CONCLUSIONS

Il semble que, de notre étude générale des rapports entre l'adénoïdite et certaines entéro-colites, nous puissions dégager désormais les quelques conclusions suivantes :

1º Il existe cliniquement un rapport incontestable entre l'adénoïdite et certaines entéro-colites du nourrisson.

2º Ce rapport semble, dans la majorité des cas, être commandé par l'adénoïdite.

3º Sans négliger les autres facteurs classiques d'entéro-colite, le clinicien devra se préoccuper, en présence d'un cas d'entéro-colite, de la possibilité de ses rapports avec une adénoïdite.

4º Si ce rapport est reconnu, l'adénoïdite devra être traitée médicalement d'abord, chirurgicalement ensuite. Dans bien des cas l'entéro-colite régressera de ce fait.

5º Il serait toutefois absurde et dangereux de négliger, en présence d'une entéro-colite, d'instituer le traitement rationnel de cette affection intestinale.

La vérité se trouve dans une pratique sage et raisonnée de tous les cas cliniques.

BIBLIOGRAPHIE

Stéphan. — (Thèse de Paris). Appendicite chez le nourrisson

Elmerich. — Végétations adénoïdes chez les enfants. (Thèse Paris, 1906.)

Guinon. — Entérites et appendicite chez l'enfant. (Revue mensuelle des Maladies de l'Enfance, août 1906.)

Grac. — (Thèse de Lyon). Troubles gastro-intestinaux et appendicite chez les adénoïdiens.

E. Roy. — Les entéro-colites et l'appendicite chez l'enfant. (Paris, 1906.)

E. Cyr. — L'appendicite chez les enfants en bas âge. (Lausanne, 1903.)

Mourre. — (Revue mensuelle des Maladies de l'Enfance, janvier 1906). Des végétations adénoïdes chez les nourrissons.

Guinon.
Mme Nageotte. } Parallélisme et rapports des infections du rhino-pharynx avec les troubles intestinaux et les
Comby. entérites. (Clinique Infantile, juillet 1906.)

Desquiens. — Végétations adénoïdes chez le nourrisson. Leur influence sur son développement. (Thèse de Paris 1906.)

Roux. — Revue mensuelle des maladies de l'Enfance, octobre 1907.

Vouzelle (L.). — De la colite muco-membraneuse. (Thèse Paris, 1899.)

Ehrmam (A.). — Des rapports de l'appendicite avec l'entéro-colite muco-membraneuse. (Thèse Paris, 1903.)

Froussard. — Contribution à l'étude de l'entéro-colite muco-membraneuse. (Thèse Paris, 1900.)

Trémolières (F.). — L'entéro-colite muco-membraneuse. (Etude critique, expérimentale et clinique.) Thèse Paris, 1907.

JOUAUST (M.). — Contribution à l'étude de l'entéro-colite muco-membraneuse. (Thèse Paris, 1904.)

MARKEL. — Contribution à l'étude de l'entérite muco-membraneuse. (Thèse Paris, 1903.)

ISAAC. — Contribution à l'étude de l'entérite muco-membraneuse. (Thèse Paris, 1900).

BOTTENTUIT. — Etiologie et traitement de la colite muco-membraneuse, 27 juin 1903.

CUVILLIER. — Végétations adénoïdes. (Traité des Maladies de l'Enfance.)

BAUMEL. — Dysenterie. Entéro-colite de Bouchut. (Précis des Maladies des Enfants.)

BOUCHUT. — Traité des maladies des nouveau-nés.

SERMENT .

En présence des Maîtres de cette Ecole, de mes chers con-
disciples, et devant l'effigie d'Hippocrate, je promets et je jure,
au nom de l'Etre suprême, d'être fidèle aux lois de l'honneur
et de la probité dans l'exercice de la Médecine. Je donnerai
mes soins gratuits à l'indigent, et n'exigerai jamais un salaire
au-dessus de mon travail. Admis dans l'intérieur des maisons,
mes yeux ne verront pas ce qui s'y passe ; ma langue taira les
secrets qui me seront confiés, et mon état ne servira pas à
corrompre les mœurs ni à favoriser le crime. Respectueux et
reconnaissant envers mes Maîtres, je rendrai à leurs enfants
l'instruction que j'ai reçue de leurs pères.

Que les hommes m'accordent leur estime si je suis fidèle
a mes promesses! Que je sois couvert d'opprobre et méprisé
de mes confrères si j'y manque !

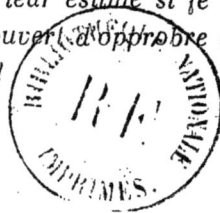

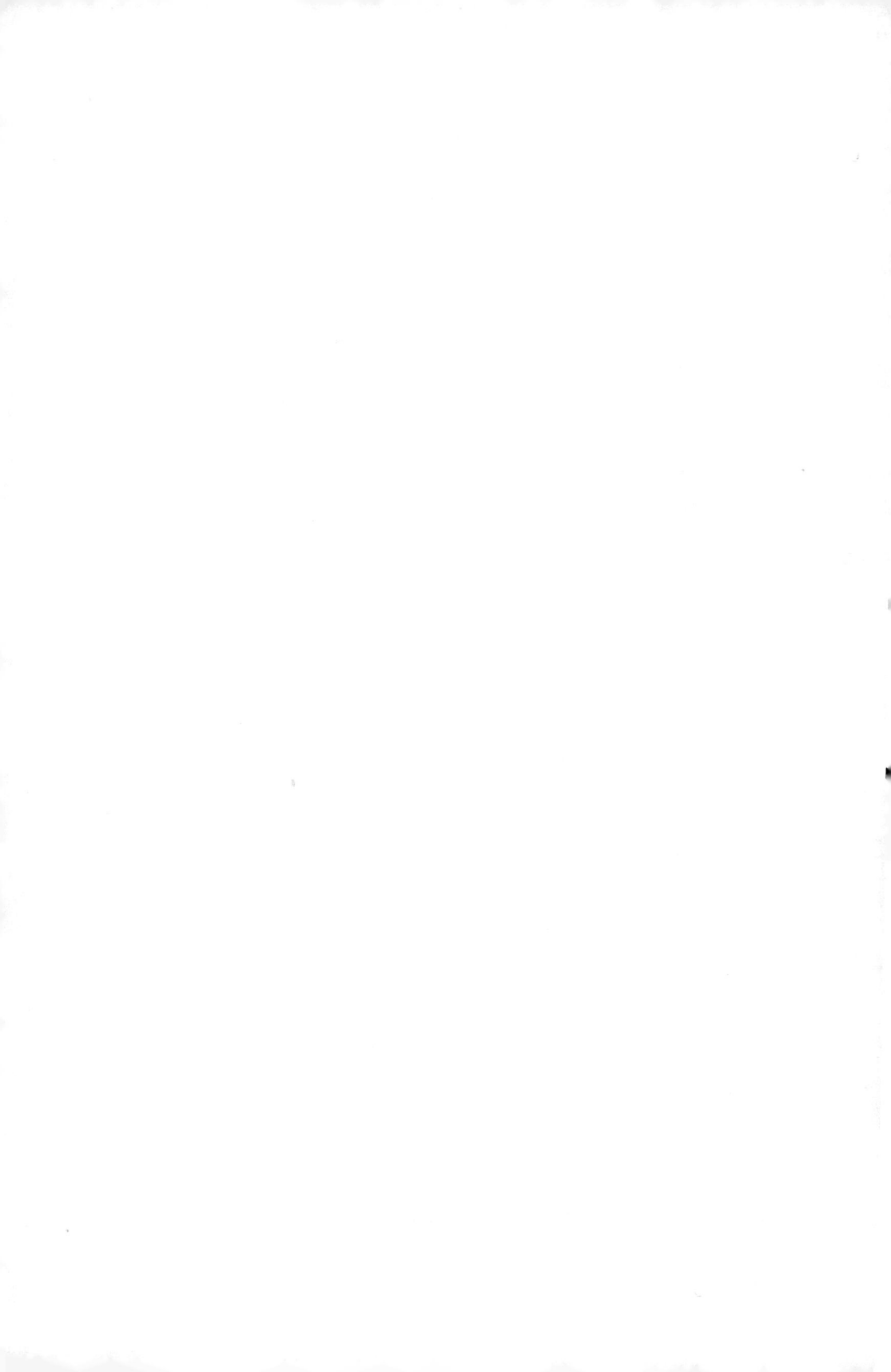